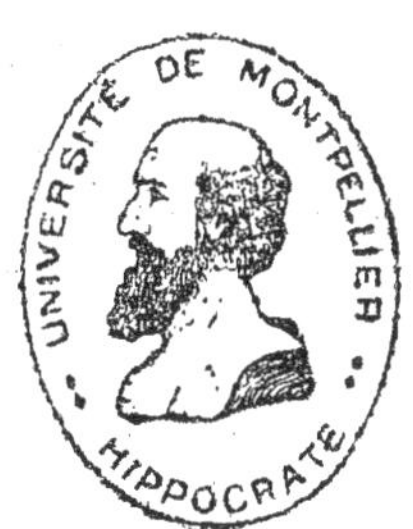

Madame Obremia POPOVITCH

Docteur en Médecine

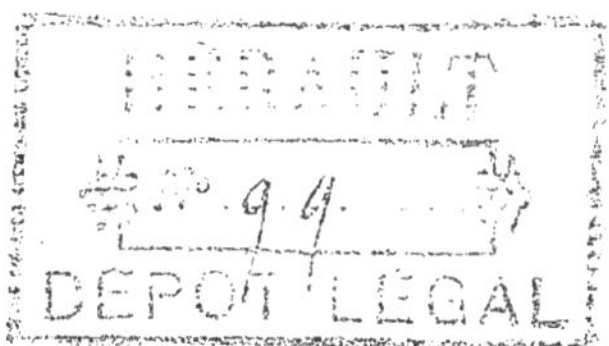

A Propos d'un Cas de Tuberculose Verruqueuse

Montpellier
Firmin & Montane

1923

A PROPOS D'UN CAS

DE

TUBERCULOSE VERRUQUEUSE

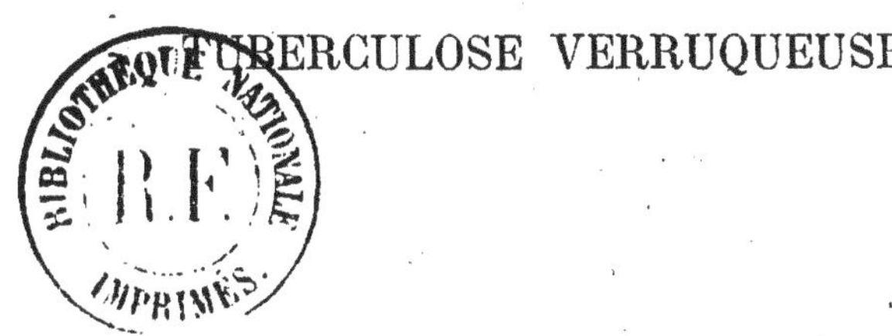

A PROPOS D'UN CAS

DE

TUBERCULOSE VERRUQUEUSE

PAR

Mme **Obremia Popovitch, née Mitchitch**
DOCTEUR EN MÉDECINE

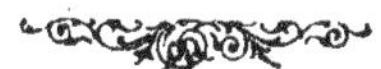

MONTPELLIER
IMPRIMERIE FIRMIN ET MONTANE
3, Rue Ferdinand-Fabre, 3

1923

PERSONNEL DE LA FACULTÉ

Professeurs

Anatomie	MM. GILIS.
Histologie	VIALLETON.
Physiologie	HEDON.
Chimie biologique et médicale	DERRIEN.
Physique médicale	PECH.
Botanique et histoire naturelle médicales	GRANEL.
Anatomie pathologique	GRYNFELTT.
Microbiologie	LISBONNE.
Pathologie et thérapeutique générales	BOSC.
Pathologie médicale et clinique propédeutique.	RIMBAUD.
Thérapeutique et matière médicale	VIRES.
Hygiène	BERTIN-SANS (H.)
Médecine légale et médecine sociale	N...
Clinique médicale	DUCAMP. VEDEL.
Clinique chirurgicale	FORGUE, *assesseur.* ESTOR.
Clinique obstétricale	VALLOIS.
Clinique des maladies mentales et nerveuses	EUZIÈRE, *doyen.*
Clinique ophtalmologique	TRUC.
Clinique des maladies des enfants	LEENHARDT.
Clinique chirurgicale infantile et orthopédie	MASSABUAU.
Clinique gynécologique	De ROUVILLE
Clinique d'oto-rhino-laryngologie	MOURET.
Clinique des maladies des voies urinaires	JEANBRAU.
Accouchements (ch. d. c.)	P. DELMAS.

Honorariat

Doyens honoraires: MM. VIALLETON et MAIRET.
Professeurs honoraires: MM. E. BERTIN-SANS, RODET, BAUMEL, TEDENAT, MAIRET.

Secrétaires honoraires: MM. GOT et IZARD

Chargés de Cours complémentaires

Anatomie	MM. DELMAS (J.).
Clinique propépeudique de chirurgie	RICHE.
Clinique des maladies syphilitiques et cutanées.	MARGAROT.
Médecine opératoire	SOUBEYRAN.
Pathologie chirurgicale	ETIENNE.
Accouchements	P DELMAS.
Pharmacologie	GALAVIELLE.
Matière médicale	CABANNES.
Médecine légale et médecine sociale	GAUSSEL.
Stomatologie	Dr WATON.
Histologie	Dr GRANEL (F.).
Clinique des maladies des vieillards	Dr BOUDET.

Agrégés en exercice

Médecine	MM. GAUSSEL. MARGAROT.	Chimie	MM. FLORENCE.
Anatomie	DELMAS (J.).	Histoire natur.	CABANNES. GALAVIELLE
Chirurgie	RICHE ETIENNE. LAPEYRE	Physique	N...

Examinateurs de la thèse:

MM. ESTOR, prof., *président.* — MASSABUAU, professeur.
MM. MARGAROT, agrégé — BOUDET, agrégé.

La Faculté de Médecine de Montpellier déclare que les opinions émises dans les dissertations qui sont présentées doivent être considérées comme propres à leur auteur et qu'elle n'entend leur donner ni approbation, ni improbation.

A LA MÉMOIRE DE MON PÈRE

DE MON MARI

ET DE MES DEUX FRÈRES

A MA MÈRE

A MON FILS

POPOVITCH.

A MON PRÉSIDENT DE THÈSE

M. LE PROFESSEUR ESTOR

CHEVALIER DE LA LÉGION D'HONNEUR

PROFESSEUR DE CLINIQUE CHIRURGICALE A LA FACULTÉ DE MÉDECINE DE MONTPELLIER

POPOVITCH.

A PROPOS D'UN CAS

DE

TUBERCULOSE VERRUQUEUSE

INTRODUCTION

Depuis que les recherches cliniques, anatomo-pathologiques, bactériologiques ont été orientées vers le domaine de la tuberculose en général, depuis qu'elles l'ont pénétré et fouillé en tous sens, maintenant qu'il semble qu'elles l'ont délimité, élaguant les greffes par elle usurpées, mais surtout y enfermant ce que d'autres cadres nosologiques empruntaient injustement, il nous paraît intéressant d'étudier dans le travail que nous présentons comme dernier acte de notre scolarité, une forme clinique rare et sur laquelle l'attention de tous est attirée.

En effet, l'observation que nous rapportons et qui constitue la base de notre thèse, est celle d'un homme atteint de tuberculose verruqueuse. L'intérêt qu'elle présente réside, croyons-nous, d'abord, dans son peu de fréquence, et c'est là ce qui la rapproche des cas semblables qui peuvent avoir été publiés jusqu'à maintenant; ensuite, dans certaines des particularités que l'on peut relever à la simple lecture des faits et par conséquent des problèmes qu'elles soulèvent. Nous essaierons, au cours des pages qui suivent, de bien définir les questions que pose le cas de ce malade et vers quelles solutions vont les tendances actuelles.

HISTORIQUE

Il y a encore peu de temps que la tuberculose verruqueuse jouit de sa parfaite autonomie clinique et qu'elle est étudiée dans un chapitre spécial dans les divers traités de chirurgie ou de dermatologie. En effet, dans la pratique dermatologique de Besnier, Brocq et Jacquet, la tuberculose verruqueuse n'est étudiée que comme une variété de lupus, dont la seule caractéristique est le siège. Le lupus, généralement, étant localisé au visage, la tuberculose verruqueuse aux membres. De sorte que l'historique de cette dernière lésion se confond pendant longtemps avec l'historique du lupus. Et l'on peut donc décrire trois périodes dans son histoire : « Une sorte de confusion s'étend des origines de la médecine au commencement du XIXe siècle ; la seconde appartient à l'ère des grandes classifications dermatologiques ; la troisième commence aux environs de 1880... »

Dans la première période, deux auteurs sont à signaler : Guillaume de Salicet, qui aurait eu du lupus une idée plus nette que ses contemporains, lui qui écrivait, vers 1270, que « l'herpès esthiomènos apparaît en matière de ung pois, avec dureté, au lieu et chaleur ; il augmente et croît continuellement, petit à petit, en multipliant. Il procède toujours et chemine en corrodant jusqu'à ce qu'il ait modifié les tissus, et pour l'amour de sa déambulation, il est appelé vulgairement hérisipèle lupasine ». Après lui, et alors que les ulcérations et plaies torpides de toute matière constituaient un même cadre nosologique, Lovry qui, par « les traits précis de sa description... prouve la netteté de sa vision clinique ».

C'est Willan qui, le premier, de 1798 à 1814, montra que le nodule, le tubercule est le critérium du lupus ; Alibert « affirme le premier la nature scrofuleuse de la maladie, mais il paraît avoir admis la syphilis comme une des causes habituelles ». Nous verrons plus loin que Sergent, à l'heure actuelle, ne rejette pas totalement cette cause, sinon nécessaire, du moins adjuvante. Rayer a signalé, le premier, le lupus des membres. Puis vinrent de nombreuses discussions d'où émergent les noms de Devergie, lugol, Bazin, Hardy. Enfin, en 1883, Vidal décrit « son lupus scléreux, identique au *lupus verrucosus* de Macball Anderson, et à la tuberculose verruqueuse de la peau de Riehl et Paltauf, et bien que ce dernier nom ait fait fortune, il convient de reconnaître que la description des auteurs allemands correspond trait pour trait, nous dirions presque phrase pour phrase, à celle d'E. Vidal, et que l'histoire, la justice et la simplification de la nomenclature doivent faire préférer le nom de lupus scléreux papillomateux, proposé par Vidal, en 1883.

La troisième période, sur laquelle nous passerons, est celle caractérisée par la découverte du bacille de Koch. On comprend quelles en ont été les conséquences.

Néanmoins, malgré que la découverte de l'agent causal ait résolu beaucoup de problèmes relatifs à la tuberculose cutanée, le mécanisme étiologique reste encore quelque peu mystérieux, et nous pensons le mieux montrer en plaçant immédiatement après ce court historique l'observation recueillie dans le service de M. le professeur Tédenat. Nous la discuterons ensuite.

OBSERVATION

(Recueillie dans le service de M. le professeur Tédenat)

Le malade, dont nous rapportons l'observation, est infirmier de son métier. Il est atteint de tuberculose verruqueuse du pouce gauche. Le début de l'affection remonte à dix ans environ et a eu pour origine, au moins apparente, sinon réelle, une inoculation au niveau de la sertissure de l'ongle. Là, en effet, consécutivement à une écorchure, serait apparu un point blanc douloureux (tourniole), avec adénopathie axillaire monoganglionnaire, ayant atteint le volume d'une noix. Au bout de trois ou quatre jours, l'abcès péri-unguéal se perça tout seul et donna issue à quelques gouttes de pus. L'adénopathie ne tarda pas à disparaître et la lésion se cicatrisa de façon complète.

Bientôt l'ongle montre des altérations caractérisées par des rayures verticales noires, qui ont ensuite disparu, tandis que prenaient naissance des croûtes dures, brunâtres, papilliformes, débutant par le bout du doigt. Pendant huit ans, ces formations verruqueuses restent limitées en ce point et résistent à tous les traitements mis en œuvre (cautérisation à l'acide azotique, ablation au bistouri, thermocautérisation). Il y a huit mois environ, les lésions verruqueuse s'étendent à tout le pouce qui est assez rapidement envahi sur ses faces interne et externe. Il y a une véritable gaine incomplète, représentée par ces papilles brunes, groupées en îlots serrés, séparés les uns des autres par des sillons plus ou moins profonds. Il n'y a aucun suintement, la lésion est sèche et indolore.

L'examen complet du malade révèle des antécédents bacillaires des plus manifestes. C'est un vieux tousseur, réformé en 1916 pour tuberculose pulmonaire avérée, avec constatation de bacilles de Koch dans les crachats. Actuellement, on trouve une zone étendue de matité dans sa fosse sus-épineuse droite, avec respiration soufflante et râles à la toux, bronchophonie.

Le diagnostic porté fut celui de tuberculose verruqueuse. On l'a anatomiquement vérifié par une biopsie. L'examen, pratiqué dans le laboratoire de M. le professeur Massabuau, a donné les résultants suivants :

Inflammation nodulaire du derme, du tissu cellulaire sous-cutané, prolification modérée de la couche malpighienne, quelques cellules géantes.

ETIOLOGIE

Nous lisons dans *La pratique dermatologique* de Brocq et Jacquet, à propos de tuberculose cutanée : « Nous ne connaissons la question de l'étiologie qu'en ce qu'elle a de plus superficiel, car s'il est avéré que le bacille de Koch en est l'agent pathogène, il reste à déterminer dans quelles conditions son action peut s'exercer et pourquoi elle s'exerce si diversement suivant les individus ». Ici, comme dans toutes les autres localisations bacillaires, doivent intervenir les notions de terrain, de résistance au bacille. Dans le cas présent, y a-t-il eu inoculation locale, au niveau de la tourniole signalée dans les antécédents personnels du malade, ou bien les lésions de la main sont-elles dues simplement à l'apport de bacilles de Koch venus d'un poumon, dont les lésions anatomiques, dues au même agent pathogène, se révèlent par des signes cliniques et bactériologiques irrécusables ? On ne peut pas répondre d'une façon nette, catégorique à cette question, et il se peut très bien que l'état antérieur pulmonaire du malade, d'une part, et la plaie du doigt, d'autre part, aient joué à la fois un rôle actif dans la localisation de l'affection. Il est vrai que nous ignorons depuis quand le malade est porteur de lésions pulmonaires, et l'on pourrait supposer que la cause de celles-ci se trouve dans les nodules de la main. En effet, une tuberculose locale peut être primitive, et cela, nous le croyons, parce que le métier de cet homme l'a exposé de très bonne heure et à tout instant à la contamination par le bacille de Koch.

De plus, la tuberculose verruqueuse de Riehl et Paltauf est classée, avec le groupe des tuberculoses cutanées d'inoculation, dans la scrofulo-tuberculose, si bien étudiée par Sergent. Or, cet auteur dit que ces lésions, que les anciens auteurs classaient parmi les scrofulides malignes, peuvent « finalement se compliquer de lésions pulmonaires, dont l'évolution torpide, froide, porte ce même cachet de bénignité relative et de chronicité durable (phtisie scrofuleuse de Morton et de Bazin). Et le malade dont nous parlons, malgré sa tuberculose pulmonaire nettement caractérisées, a pu continuer son métier.

N'est-ce pas là une preuve de l'évolution lente de sa lésion et ne devrait-on pas la faire entrer alors dans le cadre de la phtisie scrofuleuse de Morton et de Bazin, dont Sergent évoque le souvenir ?

On voit donc combien il est difficile de se prononcer sans restriction pour l'un ou l'autre mécanisme.

Ici, tout de même, nous préférons croire que chez cet infirmier l'état pulmonaire a été le premier en date, et que si celui-ci n'a pas été suffisant à lui seul pour créer la tuberculose verruqueuse de la main, du moins a-t-il été nécessaire et lui revient-il sans doute la part prépondérante.

Avant de clore ce paragraphe, relatif à l'étiologie de la tuberculose cutanée, nous voudrions rappeler les relations étroites qui unissent la scrofule, la scrofulo-tuberculose et la syphilo-scrofule. Si nous faisons ainsi, c'est d'abord parce que les « affinités et les répercussions réciproques » de ces trois états ont été l'objet de nombreuses discussions non encore terminées, d'autre part à cause que la tuberculose cutanée fait partie, ainsi que nous l'avons déjà dit, du groupe des scrofulo-tuberculoses. Alibert classait la syphilis parmi les causes habituelles du lupus et ce fut là un des reproches qu'on lui adressa. Or, dans son *Traité de médecine*, voici ce qu'écrit Sergent: « La notion de l'association fréquente de la syphilis et de la tuberculose et des modalités de cette association, quand elle évolue suivant le type scrofuloïde, vient confirmer les idées qui, au temps d'Astruc, de Stoll, d'Alibert, de Lugol, de Devergié, tendaient à considérer la scrofule comme un dérivé de la syphilis ». Et, plus loin: « Pour moi, la syphilis des générateurs transmet aux descendants ces aptitudes humorales spéciales pour la tuberculose et particulièrement pour la scrofulo-tuberculose, si bien qu'on peut trouver associés, chez le même sujet, des stigmates et des signes de syphilis héréditaire, avec des lésions de scrofulo-tuberculose, si bien, également, que si l'enfant n'a hérité que du terrain humoral syphilique, il peut présenter, sans lésions ni stigmates de syphilis héréditaire, des lésions scrofulo-tuberculeuses ». Nous ne pensons pas que dans le cas présent la syphilis intervienne, mais nous avons tenu à ajouter ce paragraphe au chapitre de l'étiologie, pour essayer de le compléter d'abord, en second lieu pour rendre hommage au bon sens clinique des vieux auteurs français.

SYMPTOMATOLOGIE — EVOLUTION

Si, au point de vue étiologique, l'observation rapportée dans notre thèse, pose un problème difficile à résoudre, la lecture des symptômes présentés par le malade nous montre que de ce côté là il n'y a rien de particulier. En effet, la description de la lésion, quoique un peu courte, concorde bien avec les descriptions des différents auteurs qui s'en sont occupés. Le siège au niveau de la main est considéré comme le plus fréquent; mais « le lupus papillaire existe encore, quoique beaucoup plus rarement, sur les autres segments des membres, à la cuisse, aux avants-bras ». Mais dans *Le traité de dermatologie* de Besnier, Brocq et Jacquet, dans *Le traité de Chirurgie* de Le Dentu et Delbet, consacré à l'étude des maladies de la peau, dans *Le précis de pathologie externe* des neuf agrégés, nous trouvons les lésions décrites comme étant des lésions humides: « l'ensemble des plaques a un aspect grisâtre, rugueux à l'œil et au toucher.

Les rugosités sont dues aux saillies coniques papillaires, groupées en lobules ou au contraire disséminées d'une façon uniforme à toute' l'étendue du lupus. Ces saillies sont remarquables par leur consistance, leur dureté et aussi parce qu'elles constituent souvent une sorte de carapace superficielle épaisse, criblée de fissures et de puits, oblitérés par des croûtes ou béants, qui font communiquer la région sous-papillaire avec l'extérieur. En pressant le lupus entre les doigts ont fait sourdre par toutes ces fissures un pus fluide et mal lié, accumulé en nappes confluentes, ou disséminé en foyers très limités entre l'épiderme papillomateux et le derme. Ces petits abcès intra-dermiques sont logés entre les prolongements interpapillaires et leur profondeur peut être telle qu'il faut faire de très pénétrantes biopsies pour atteindre le tissu tuberculeux proprement dit ».

Ainsi, donc, dans cette description, il n'est parlé que de croûtes recouvrant des petits foyers purulents. Or, chez notre malade, il n'en est pas question du tout. Au contraire, il est bien spécifié qu'il n'y a aucun suintement, que la lésion est sèche. Nous n'avons trouvé une discrimination entre les tuberculoses sèches et humides de la peau que dans le livre de Gougerot: *La Dermatologie en clientèle*. Il les étudie d'ailleurs sous deux dénominations différentes: tuberculoses végétantes et tuberculoses verruqueuses. Les tuberculoses végétantes aux membres « s'accompagnent souvent d'éléphantiasis et des placards nouveaux naissent parfois par propagation lymphangitique et ulcération de la peau ». Et il commence la description ainsi: « Les tuberculoses végétantes forment des placards dermiques humides suintants ». Au contraire, « les tuberculoses verruqueuses sont sèches et squameuses ».

Remarquons aussi que malgré l'ancienneté de la lésion présentée par notre malade, au moment où on l'a examiné, il n'y a pas chez lui la tendance spontanée à la guérison, signalée par la plupart des auteurs.

« Au début et à la période d'état, le placard est formé de trois zones: un halo rouge ou rose, violacé, périphérique; une bordure, brun livide; une nappe centrale, saillante, etc..

» Peu à peu le centre s'affaisse, devient cicatriciel, donnant une cicatrice pâle, souvent violacée, plus ou moins squameuse, mince et souvent criblée ou reticulée ».

Nous le voyons, de par son étiologie, de par ses symptômes, la tuberculose verruqueuse est une affection nettement caractérisée. Elle ne l'est pas moins d'ailleurs par son évolution. Celle-ci est généralement lente. Chez notre malade, au moment où nous le vîmes pour la première fois, il y avait déjà huit ans que les lésions étaient apparues. Elles se sont disséminées lentement, de proche en proche, pour arriver à former une véritable gaine incomplète. La tuberculose pulmonaire, pendant ce temps-là, ne paraît pas avoir eu non plus une marche rapide. Pas d'extension aux ganglions ni aux lymphatiques. Par conséquent, c'est là une tuberculose bénigne. Est-ce dire qu'il en est toujours ainsi ? Quoique rares, des complications peuvent survenir qui changent complètement le caractère bénin de l'affection en cours.

COMPLICATIONS

Tantôt ce sont des *complications inflammatoires,* et à ce sujet nous rappellerons que l'érysipèle en a été une des plus fréquentes. On sait quelles discussions se sont élevées au sujet de l'influence de l'érysipèle sur la marche du lupus en général : heureuse pour les uns, à tel point qu'ils ont voulu faire de cette complication une méthode de traitement, en particulier Barte et Hallopeau. Pour d'autres, au contraire, malheureuse. En résumé, il faut dire « que l'érysipèle qui se surajoute au lupus exerce sur lui une action variable, dont rien ne peut faire prévoir l'intensité et la modalité ». On signale aussi comme autres complications inflammatoires des *adénites,* des *états éléphantiasiques.* Mais l'extension aux lymphatiques est très rare. Enfin, et surtout, les complications d'ordre général sont à redouter ; elles le sont d'autant plus que la lésion est locale et primitive, survenant sur un organisme indemne de toute autre atteinte bacillaire.

Ces craintes doivent se trouver d'ailleurs un peu atténuées du fait que l'observation a montré que les tuberculoses viscérales, en particulier la tuberculose pulmonaire, qui surviennent chez ces individus, ont une marche chronique à tendance fibreuse. A ce propos, une autopsie de Darier est particulièrement probante : « Le cadavre présentait des rétrécissements multiples de l'intestin, de la phtisie fibreuse, une salpingite et une laryngite tuberculeuse ».

Comme autres complications générales, il faut encore citer *des érythrodermies localisées;* ces érythrodermies ont été observées en même temps que des arthro-ostéopathies.

On voit donc que si quelques faits assombrissent le pronostic dans les cas de tuberculose cutanée, néanmoins, la plus grande fréquence des évolutions sans accidents, à longue durée, permettent de faire de la tuberculose verruqueuse une affection bénigne.

DIAGNOSTIC

Nous serons assez bref sur le *diagnostic.*

Généralement, les lésions que présente le malade sont telles que l'on se rend compte assez vite de la nature de la maladie qu'on a sous les yeux. Que ce soit pour la tuberculose verruqueuse, pour *la tuberculose végétante* ou *pour le lupus vulgaire,* le diagnostic doit être discuté avec les mêmes affections.

La syphilis peut prêter à erreur et quelquefois il ne sera pas de trop de tous les signes cliniques, de toutes les réactions de laboratoire, pour savoir laquelle des deux affections l'on a à traiter.

D'autrefois, ce sera *un eczéma, une éruption impétigineuse* qui masqueront les lésions tuberculeuses et le début de leur évolution. *L'épithélioma, des papillomes, des verrues, des hypertrophies épithéliales lichénoïdes* peuvent simuler le lupus scléreux papillomateux.

« Le diagnostic avec *les syphilides hypertrophiques,* les *condylomes,* devient encore plus difficile dans les régions humides. La papillomatose s'y développe à l'aise et il est le plus souvent impossible de décider s'il s'agit de tuberculose cutanée, de lupus ou d'accidents entretenus par l'incurie des sujets.

Enfin, les mycoses doivent être discutées, surtout les sporotrichoses et les actinomycoses.

« *La sporotrichose* progresse plus vite, se mélange souvent de petits abcès en écumoire et même de gommes dermiques ».

Les ulcères de l'actinomycose sont assez caractéristiques, avec leurs bords violacés, décollés, leur fond irrégulier, fistuleux, avec les téguments d'alentour infiltrés, pour que les erreurs de diagnostic soient peu fréquentes.

Le Clou de Biskra, les Leishmanioses sud-américaines doivent être présents dans la pensée du clinicien dans les pays où ces affections sont connues. Mais, généralement, leur évolution, leurs caractères cliniques les imposeront, ou bien, par leur manque de netteté, les feront éliminer.

Enfin, il est des moyens de diagnostic qui sont d'une utilité incontestable et auxquels il serait coupable de ne point faire appel, surtout lorsque le diagnostic clinique ne laisse pas que d'être incertain. *L'examen microscopique* d'un fragment d'une des saillies papillomateuses s'impose. C'est ce qui a été fait pour notre malade. L'examen a donné les résultats suivants :

Inflammation nodulaire du derme, du tissu cellulaire sous-cutané ; prolifération modérée de la couche malpighienne, quelques cellules géantes.

On n'a pas recherché les bacilles dans ces cellules géantes et certains auteurs, entre autres Riche et Paltauf, ont prétendu qu'ils étaient très nombreux dans cette forme de tuberculose cutanée. Mais tel n'est pas l'avis de beaucoup de dermatologistes, et Jadassohn déclare « qu'ils sont aussi rares que dans les autres lupus ».

Mais l'on peut se demander, puisqu'elle jouit d'une place à part dans les cadres nosologiques, quelles sont les différences essentielles qui existent entre la tuberculose verruqueuse et le lupus. Pour Besnier, « le critérium clinique, aussi bien qu'anatomo-pathologique qui sépare ces formes n'existe pas ». Jack range la tuberculose verruqueuse à côté du lupus. Il croit « que l'absence de nodosités lupiques n'est due qu'à la condition anatomique de la peau des régions sur lesquelles se développe cette forme.

Dans ce chapitre, consacré au diagnostic, nous pensons que nous devons consacrer quelques lignes aux formes voisines. En effet, à la tuberculose verruqueuse s'apparentent la tuberculose psoriasiforme d'Hallopeau et les leucoplasies tuberculeuses des muqueuses : « Les leucoplasies naissent tantôt sur un infiltrat lupique, caractéristique, analogue à celui des tuberculoses verruqueuses de la peau, tantôt sur infiltrat non caractéristique (non folilculaire), mais qui est de nature bacillaire, puisque dans un cas le cobaye fut tuberculisé; ces leucoplasies tuberculeuses sont exceptionnelles et leur diagnostic n'est guère fait qu'histologiquement. On les confond avec la syphilis. Le meilleur traitement est la destruction au galvanocautère ».

TRAITEMENT

Comme dans toute tuberculose, le traitement comprend deux grandes divisions : *le traitement général, d'une part* le traitement local, d'autre part.

Le traitement général vise au soutien des forces du malade, et par conséquent l'aide à lutter contre une localisation possible si elle n'existe pas déjà, sur un des viscères de l'organisme. A cet effet, le repos, le grand air, une hygiène parfaite sont des armes souvent victorieuses. Comme médicaments, l'arsenic a des effets réels. Ces temps-ci on a préconisé l'emploi d'injection des terres cériques. Voici ce que disent, dans la *Presse Médicale* du mois d'août 1921, MM. Hudelo et Adelmann, à propos du traitement du lupus et de certaines tuberculoses cutanées par ces terres cériques :

« Pas de guérison complète, mais une forte proportion d'améliorations : les unes lentes, légères ; les autres remarquables, progressives.

» Malheureusement, 25 0/0 des malades traités ont présenté des réactions, parmi lesquelles 15 0/0 peuvent être qualifiées de vraiment graves. Au cours du traitement ou pendant les périodes de repos, on nota l'apparition brusque et le développement rapide de réactions, tantôt locales au niveau des lésions en traitement, tantôt à distance et consistant le plus souvent en réveil subit de lésions tuberculeuses, même viscérales (albuminurie, hémoptysies) absolument latentes jusque là ».

De ce jugement sur la valeur des terres ceriques, nous pouvons retenir qu'il ne peut pas être question d'une médication vraiment efficace au point de vue local, et que, à les employer, il faut être d'une prudence extrême puisque les réactions qu'elles ont parfois provoqué ont été aussi fortes et aussi dangereuses.

Le traitement local est vraiment, et de beaucoup, dans le lupus scléreux papillomateux, le plus important. C'était, jusqu'à ces temps-ci, un traitement chirurgical. Le râclage de la lésion s'imposait : on curettait toute la partie rugeuse superficielle et tout le tissu fongueux, après quoi on touchait au chlorure de zinc ou on détruisait ce qui pouvait rester de tissus pathologiques avec le thermo ou le galvano-cautère. Il est inutile, en pareil cas, de songer à suturer les lèvres de la plaie ; généralement, on ne fait qu'un rapprochement partiel... C'est, d'ailleurs, le procédé qui fut employé pour le malade du service de M. le professeur Tédenat. Mais, actuellement, d'autres procédés de traitement sont assez en vogue et nous devons dire qu'ils le méritent par les succès qu'ont obtenu les médecins qui en ont usé.

Il s'agit de l'emploi du radium et de la radiothérapie. On peut utiliser aussi l'air chaud à 700° ou à défaut le thermocautère, comme dans le traitement du lupus.

Ces deux derniers agents thérapeutiques sont assez rarement utilisés à l'heure actuelle. C'est surtout Hollaender qui a préconisé l'air chaud : « cet agent permet de faire à volonté des cautérisations dont l'intensité va depuis la simple brûlure superficielle jusqu'à la carbonisation du tissu ». L'air chaud, d'après Hollaender, arriverait à détruire le tissu tuberculeux. Après l'application, qui est très douloureuse (la douleur disparaît après l'application), on panse avec de la lanoline boriquée qu'on laisse à demeure pendant trois ou quatre jours. On doit s'abstenir de pansements humides.

La thermocautérisation a été mise en honneur par Helra, Neumann, Raposi, puis par Péan, Besnier, qui imagina « les instruments de galvano-caustique ». On doit dépasser un peu les limites du tissu malade pour protéger, par la zone scléreuse, consécutive aux galvano-cautérisation, les tissus sains qui entourent la zone de tissus pathologiques. Si quelques points se mettent à saigner, la simple compression suffit généralement à arrêter ces légères pertes de sang. Les pansements consécutifs doivent être faites avec des antiseptiques peu irritants, comme le sublimé au 1/5000ᵉ, le bleu de de méthylène à 1/1000ᵉ Quand les eschares sont touchées et que les tissus bourgeonnent on les cautérisera avec le crayon au nitrate d'argent.

Mais ces deux derniers modes de traitement sont les moins employés. Si nous les avons décrits, c'est parce que le radium et la radio-thérapie sont des procédés exclusivement réservés aux spécialistes, tandis que ceux-ci sont à la portée de praticiens. Le curettage avec la curette de Vidal est aussi assez souvent en vigueur. A noter que la radio-thérapie ne peut pas être employée pour la paume des mains ni la plante des pieds.

CONCLUSIONS

De tout ce qui précède, nous pouvons tirer les conclusions suivantes :

I. — La tuberculose verruqueuse a été confondue pendant très longtemps et jusqu'au début du XIXe siècle avec beaucoup d'autres affections, dont le substratum anatomique était tout à fait différent. Elle a profité énormément des découvertes faites dans le domaine de la tuberculose en général et qui ont permis de la classer comme une entité nosologique. Son individualité clinique ne fait plus de doute.

II. — C'est une affection rare, mais non exceptionnelle. Elle peut survenir à tout âge. Jusqu'ici on l'a considérée comme fréquente dans l'enfance et l'adolescence, rare, au contraire, chez le vieillard. Bollag (*Revue Médicale* de 1920), a été frappé, au contraire, de la fréquence relative des tuberculoses cutanées à un âge avancé. La prédilection bien connue des tuberculoses cutanées pour le sexe féminin s'accroît encore davantage avec l'âge. L'état général de la majorité de ces malades était excellent ; presque tous étaient indemnes de tuberculoses viscérales. Ces notions de terrain interviennent ici. Ces tuberculoses verruqueuses peuvent être secondaires ou primitives. Elles présentent des rapports étroits et intéressants avec la scrofule et les syphilis scrofuloïdes, étant elles-mêmes classées dans les scrofulo-tuberculoses.

III. — Les symptômes de cette affection sont nets et caractéristiques. Elle siègent généralement à la main. L'évolution est généralement lente, indolore et bénigne. Pourtant, l'avenir de ces malades est assombri par la possibilité de la formation d'un épithéliome au niveau de leurs lésions, et aussi d'une tuberculose viscérale consécutive à leur tuberculose locale.

IV. — Le diagnostic se fait à la fois et par l'examen clinique et par l'examen des fragments de tissus pathologiques au microscope. Il est généralement assez facile. C'est surtout avec des lésions syphilitiques qu'on risque de confondre la tuberculose verruqueuse.

V. — Le traitement institué doit porter à la fois sur l'état général (c'est le traitement de toutes les tuberculoses) et sur la lésion locale: le radium, la radiothérapie, le curettage, l'air chaud, la thermocautérisation, sont les procédés les plus employés.

BIBLIOGRAPHIE

BESNIER, BROCQ et JACQUET. — La Pratique dermatologique.
BROCQ et JACQUET. — Précis élémentaire de Dermatologie.
GOUGEROT (H.). — La Dermatologie en clientèle.
LE DENTU et DELBET. — Traité de chirurgie.
FAURE. — Maladies de la peau.
PROUST, JEANBRAU. — Précis de Pathologie externe.
BOLLAY. — *Presse Médicale,* 1920.
HUDELO. — *Presse Médicale,* 1921.
SERGENT et RIBADEAU-DUMAS. — Traité de médecine (Tuberculose).

SERMENT

En présence des Maîtres de cette Ecole, de mes chers condisciples et devant l'effigie d'Hippocrate, je promets et je jure, au nom de l'Etre suprême, d'être fidèle aux lois de l'honneur et de la probité dans l'exercice de la Médecine. Je donnerai mes soins gratuits à l'indigent, et n'exigerai jamais un salaire au-dessus de mon travail. Admise dans l'intérieur des maisons, mes yeux ne verront pas ce qui s'y passe; ma langue taira les secrets qui me seront confiés, et mon état ne servira pas à corrompre les mœurs ni à favoriser le crime. Respectueuse et reconnaissante envers mes Maîtres, je rendrai à leurs enfants l'instruction que j'ai reçue de leurs pères.

Que les hommes m'accordent leur estime si je suis fidèle à mes promesses! Que je sois couvert d'opprobre et méprisé de mes confrères si j'y manque!

www.ingramcontent.com/pod-product-compliance
Ingram Content Group UK Ltd.
Pitfield, Milton Keynes, MK11 3LW, UK
UKHW020442220726
13923UKWH00005B/2282

9 782329 089188